MY HEALTH JOURNAL AND PLANNER

FARAH FATIMA, M.D.

authorHOUSE®

AuthorHouse™
1663 Liberty Drive
Bloomington, IN 47403
www.authorhouse.com
Phone: 1 (800) 839-8640

Published by AuthorHouse 10/29/2016

ISBN: 978-1-5246-4565-6 (sc)
ISBN: 978-1-5246-4563-2 (hc)
ISBN: 978-1-5246-4564-9 (e)

Library of Congress Control Number: 2016917330

Print information available on the last page.

This book is printed on acid-free paper.

My Medical Information / History

1) Medical History

1. ______________________________
____
____
____

2. ______________________________
____
____
____

3. ______________________________
____
____
____

4. ______________________________
____
____
____

5. ______________________________
____
____
____

6. ______________________________
____
____
____

7. ______________________________
____
____
____

8. ______________________________
____
____
____

9. ______________________________
____
____
____

10. ______________________________
____
____
____

2) Surgeries and Procedures

1. ____________________
2. ____________________
3. ____________________
4. ____________________
5. ____________________
6. ____________________
7. ____________________
8. ____________________
9. ____________________

3) Family History

Mother: ____________________

Father: ____________________

Siblings: ____________________

4) Allergies

5) Social History (Alcohol / Smoking / Recreational drugs.)

6) Pharmacy Name / Address / Phone numbers

Name: ______________________________

Address: ______________________________

Phone: ______________________________

Name: ______________________________

Address: ______________________________

Phone: ______________________________

Name: ______________________________

Address: ______________________________

Phone: ______________________________

7) My Physicians

	Name	Specialty / Address / Phone numbers
1.	______________________	______________________
2.	______________________	______________________
3.	______________________	______________________
4.	______________________	______________________
5.	______________________	______________________
6.	______________________	______________________
7.	______________________	______________________
8.	______________________	______________________

8) Other Providers

	Name	Job title / Address / Phone numbers
1.	______________________	______________________
2.	______________________	______________________
3.	______________________	______________________
4.	______________________	______________________
5.	______________________	______________________

9) Medication List:

Current medications

1. ______________________________
2. ______________________________
3. ______________________________
4. ______________________________
5. ______________________________
6. ______________________________
7. ______________________________
8. ______________________________
9. ______________________________
10. ______________________________
11. ______________________________
12. ______________________________
13. ______________________________
14. ______________________________
15. ______________________________

Past medications

1. ______________________________
2. ______________________________
3. ______________________________
4. ______________________________
5. ______________________________

10) Pertinent Blood work / Results

1. ______________________________
2. ______________________________
3. ______________________________
4. ______________________________
5. ______________________________

11) Radiological Work up / Results

1. ______________________________
2. ______________________________
3. ______________________________
4. ______________________________
5. ______________________________

12) Advance Directives/Living Will

13) Personal Planner

APPOINTMENTS

JANUARY 2017

1	
2	
3	
4	
5	
6	
7	
8	
9	
10	
11	
12	
13	
14	
15	

16	
17	
18	
19	
20	
21	
22	
23	
24	
25	
26	
27	
28	
29	
30	
31	

FEBRUARY 2017

1	
2	
3	
4	
5	
6	
7	
8	
9	
10	
11	
12	
13	
14	
15	

16	
17	
18	
19	
20	
21	
22	
23	
24	
25	
26	
27	
28	

MARCH 2017

1	
2	
3	
4	
5	
6	
7	
8	
9	
10	
11	
12	
13	
14	
15	

16	
17	
18	
19	
20	
21	
22	
23	
24	
25	
26	
27	
28	
29	
30	
31	

APRIL 2017

1	
2	
3	
4	
5	
6	
7	
8	
9	
10	
11	
12	
13	
14	
15	

16	
17	
18	
19	
20	
21	
22	
23	
24	
25	
26	
27	
28	
29	
30	

MAY 2017

1	
2	
3	
4	
5	
6	
7	
8	
9	
10	
11	
12	
13	
14	
15	

16	
17	
18	
19	
20	
21	
22	
23	
24	
25	
26	
27	
28	
29	
30	
31	

JUNE 2017

1	
2	
3	
4	
5	
6	
7	
8	
9	
10	
11	
12	
13	
14	
15	

16	
17	
18	
19	
20	
21	
22	
23	
24	
25	
26	
27	
28	
29	
30	

JULY 2017

1	
2	
3	
4	
5	
6	
7	
8	
9	
10	
11	
12	
13	
14	
15	

16	
17	
18	
19	
20	
21	
22	
23	
24	
25	
26	
27	
28	
29	
30	
31	

AUGUST 2017

1	
2	
3	
4	
5	
6	
7	
8	
9	
10	
11	
12	
13	
14	
15	

16	
17	
18	
19	
20	
21	
22	
23	
24	
25	
26	
27	
28	
29	
30	
31	

SEPTEMBER 2017

1	
2	
3	
4	
5	
6	
7	
8	
9	
10	
11	
12	
13	
14	
15	

16	
17	
18	
19	
20	
21	
22	
23	
24	
25	
26	
27	
28	
29	
30	

OCTOBER 2017

1	
2	
3	
4	
5	
6	
7	
8	
9	
10	
11	
12	
13	
14	
15	

16	
17	
18	
19	
20	
21	
22	
23	
24	
25	
26	
27	
28	
29	
30	
31	

NOVEMBER 2017

1	
2	
3	
4	
5	
6	
7	
8	
9	
10	
11	
12	
13	
14	
15	

16	
17	
18	
19	
20	
21	
22	
23	
24	
25	
26	
27	
28	
29	
30	

DECEMBER 2017

1	
2	
3	
4	
5	
6	
7	
8	
9	
10	
11	
12	
13	
14	
15	

16	
17	
18	
19	
20	
21	
22	
23	
24	
25	
26	
27	
28	
29	
30	
31	

JANUARY 2018

1	
2	
3	
4	
5	
6	
7	
8	
9	
10	
11	
12	
13	
14	
15	

16	
17	
18	
19	
20	
21	
22	
23	
24	
25	
26	
27	
28	
29	
30	
31	

FEBRUARY 2018

1	
2	
3	
4	
5	
6	
7	
8	
9	
10	
11	
12	
13	
14	
15	

16	
17	
18	
19	
20	
21	
22	
23	
24	
25	
26	
27	
28	

MARCH 2018

1	
2	
3	
4	
5	
6	
7	
8	
9	
10	
11	
12	
13	
14	
15	

16	
17	
18	
19	
20	
21	
22	
23	
24	
25	
26	
27	
28	
29	
30	
31	

APRIL 2018

1	
2	
3	
4	
5	
6	
7	
8	
9	
10	
11	
12	
13	
14	
15	

16	
17	
18	
19	
20	
21	
22	
23	
24	
25	
26	
27	
28	
29	
30	

MAY 2018

1	
2	
3	
4	
5	
6	
7	
8	
9	
10	
11	
12	
13	
14	
15	

16	
17	
18	
19	
20	
21	
22	
23	
24	
25	
26	
27	
28	
29	
30	
31	

JUNE 2018

1	
2	
3	
4	
5	
6	
7	
8	
9	
10	
11	
12	
13	
14	
15	

16	
17	
18	
19	
20	
21	
22	
23	
24	
25	
26	
27	
28	
29	
30	

JULY 2018

1	
2	
3	
4	
5	
6	
7	
8	
9	
10	
11	
12	
13	
14	
15	

16	
17	
18	
19	
20	
21	
22	
23	
24	
25	
26	
27	
28	
29	
30	
31	

AUGUST 2018

1	
2	
3	
4	
5	
6	
7	
8	
9	
10	
11	
12	
13	
14	
15	

16	
17	
18	
19	
20	
21	
22	
23	
24	
25	
26	
27	
28	
29	
30	
31	

SEPTEMBER 2018

1	
2	
3	
4	
5	
6	
7	
8	
9	
10	
11	
12	
13	
14	
15	

16	
17	
18	
19	
20	
21	
22	
23	
24	
25	
26	
27	
28	
29	
30	

OCTOBER 2018

1	
2	
3	
4	
5	
6	
7	
8	
9	
10	
11	
12	
13	
14	
15	

16	
17	
18	
19	
20	
21	
22	
23	
24	
25	
26	
27	
28	
29	
30	
31	

NOVEMBER 2018

1	
2	
3	
4	
5	
6	
7	
8	
9	
10	
11	
12	
13	
14	
15	

16	
17	
18	
19	
20	
21	
22	
23	
24	
25	
26	
27	
28	
29	
30	

DECEMBER 2018

1	
2	
3	
4	
5	
6	
7	
8	
9	
10	
11	
12	
13	
14	
15	

16	
17	
18	
19	
20	
21	
22	
23	
24	
25	
26	
27	
28	
29	
30	
31	

My Fitness Planner

My Diet Planner

Contacts

Name: Address: Email: Phone #:	Name: Address: Email: Phone #:
Name: Address: Email: Phone #:	Name: Address: Email: Phone #:
Name: Address: Email: Phone #:	Name: Address: Email: Phone #:
Name: Address: Email: Phone #:	Name: Address: Email: Phone #:
Name: Address: Email: Phone #:	Name: Address: Email: Phone #:

Name: Address: Email: Phone #:	Name: Address: Email: Phone #:
Name: Address: Email: Phone #:	Name: Address: Email: Phone #:

Calendar 2017

January

Su	Mo	Tu	We	Th	Fr	Sa
1	2	3	4	5	6	7
8	9	10	11	12	13	14
15	16	17	18	19	20	21
22	23	24	25	26	27	28
29	30	31	1	2	3	4

February

Su	Mo	Tu	We	Th	Fr	Sa
29	30	31	1	2	3	4
5	6	7	8	9	10	11
12	13	14	15	16	17	18
19	20	21	22	23	24	25
26	27	28	1	2	3	4

March

Su	Mo	Tu	We	Th	Fr	Sa
26	27	28	1	2	3	4
5	6	7	8	9	10	11
12	13	14	15	16	17	18
19	20	21	22	23	24	25
26	27	28	29	30	31	1

April

Su	Mo	Tu	We	Th	Fr	Sa
26	27	28	29	30	31	1
2	3	4	5	6	7	8
9	10	11	12	13	14	15
16	17	18	19	20	21	22
23	24	25	26	27	28	29
30	1	2	3	4	5	6

May

Su	Mo	Tu	We	Th	Fr	Sa
30	1	2	3	4	5	6
7	8	9	10	11	12	13
14	15	16	17	18	19	20
21	22	23	24	25	26	27
28	29	30	31	1	2	3

June

Su	Mo	Tu	We	Th	Fr	Sa
28	29	30	31	1	2	3
4	5	6	7	8	9	10
11	12	13	14	15	16	17
18	19	20	21	22	23	24
25	26	27	28	29	30	1

July

Su	Mo	Tu	We	Th	Fr	Sa
25	26	27	28	29	30	1
2	3	4	5	6	7	8
9	10	11	12	13	14	15
16	17	18	19	20	21	22
23	24	25	26	27	28	29
30	31	1	2	3	4	5

August

Su	Mo	Tu	We	Th	Fr	Sa
30	31	1	2	3	4	5
6	7	8	9	10	11	12
13	14	15	16	17	18	19
20	21	22	23	24	25	26
27	28	29	30	31	1	2

September

Su	Mo	Tu	We	Th	Fr	Sa
27	28	29	30	31	1	2
3	4	5	6	7	8	9
10	11	12	13	14	15	16
17	18	19	20	21	22	23
24	25	26	27	28	29	30

October

Su	Mo	Tu	We	Th	Fr	Sa
1	2	3	4	5	6	7
8	9	10	11	12	13	14
15	16	17	18	19	20	21
22	23	24	25	26	27	28
29	30	31	1	2	3	4

November

Su	Mo	Tu	We	Th	Fr	Sa
29	30	31	1	2	3	4
5	6	7	8	9	10	11
12	13	14	15	16	17	18
19	20	21	22	23	24	25
26	27	28	29	30	1	2

December

Su	Mo	Tu	We	Th	Fr	Sa
26	27	28	29	30	1	2
3	4	5	6	7	8	9
10	11	12	13	14	15	16
17	18	19	20	21	22	23
24	25	26	27	28	29	30
31	1	2	3	4	5	6

2018

JANUARY

	Mo	Tu	We	Th	Fr	Sa	Su
1	1	2	3	4	5	6	7
2	8	9	10	11	12	13	14
3	15	16	17	18	19	20	21
4	22	23	24	25	26	27	28
5	29	30	31				

FEBRUARY

	Mo	Tu	We	Th	Fr	Sa	Su
5				1	2	3	4
6	5	6	7	8	9	10	11
7	12	13	14	15	16	17	18
8	19	20	21	22	23	24	25
9	26	27	28				

MARCH

	Mo	Tu	We	Th	Fr	Sa	Su
9				1	2	3	4
10	5	6	7	8	9	10	11
11	12	13	14	15	16	17	18
12	19	20	21	22	23	24	25
13	26	27	28	29	30	31	

APRIL

	Mo	Tu	We	Th	Fr	Sa	Su
13							1
14	2	3	4	5	6	7	8
15	9	10	11	12	13	14	15
16	16	17	18	19	20	21	22
17	23	24	25	26	27	28	29
18	30						

MAY

	Mo	Tu	We	Th	Fr	Sa	Su
18		1	2	3	4	5	6
19	7	8	9	10	11	12	13
20	14	15	16	17	18	19	20
21	21	22	23	24	25	26	27
22	28	29	30	31			

JUNE

	Mo	Tu	We	Th	Fr	Sa	Su
22					1	2	3
23	4	5	6	7	8	9	10
24	11	12	13	14	15	16	17
25	18	19	20	21	22	23	24
26	25	26	27	28	29	30	

JULY

	Mo	Tu	We	Th	Fr	Sa	Su
26							1
27	2	3	4	5	6	7	8
28	9	10	11	12	13	14	15
29	16	17	18	19	20	21	22
30	23	24	25	26	27	28	29
31	30	31					

AUGUST

	Mo	Tu	We	Th	Fr	Sa	Su
31			1	2	3	4	5
32	6	7	8	9	10	11	12
33	13	14	15	16	17	18	19
34	20	21	22	23	24	25	26
35	27	28	29	30	31		

SEPTEMBER

	Mo	Tu	We	Th	Fr	Sa	Su
35						1	2
36	3	4	5	6	7	8	9
37	10	11	12	13	14	15	16
38	17	18	19	20	21	22	23
39	24	25	26	27	28	29	30

OCTOBER

	Mo	Tu	We	Th	Fr	Sa	Su
40	1	2	3	4	5	6	7
41	8	9	10	11	12	13	14
42	15	16	17	18	19	20	21
43	22	23	24	25	26	27	28
44	29	30	31				

NOVEMBER

	Mo	Tu	We	Th	Fr	Sa	Su
44				1	2	3	4
45	5	6	7	8	9	10	11
46	12	13	14	15	16	17	18
47	19	20	21	22	23	24	25
48	26	27	28	29	30		

DECEMBER

	Mo	Tu	We	Th	Fr	Sa	Su
48						1	2
49	3	4	5	6	7	8	9
50	10	11	12	13	14	15	16
51	17	18	19	20	21	22	23
52	24	25	26	27	28	29	30
53	31						

Printed in the United States
By Bookmasters